INHALTSVERZEICHNIS

Intermittierendes Fasten:
Intervallfasten und Abnehmen OHNE Hunger!
Stoffwechsel beschleunigen und dadurch schnell und effektiv abnehmen
(inkl. Tipps von Gesundheitsexperten)

Autor - Markus Steigenberger

Fasten um abzunehmen – viele Menschen haben es schon unzählige Male versucht und sind dabei immer wieder aufs Neue gescheitert.

Kein Wunder, denn das klassische Fasten ist für die meisten nur schwer durchzuhalten. Es erfordert viel Willensstärke und Disziplin und ist nur schwer in das normale Alltagsleben zu integrieren.
Dabei könnte alles viel einfacher und unbeschwerter sein. Denn man kann mit Fasten abnehmen, ohne sich dabei zu quälen. Ohne den Jojo-Effekt, der bei den typischen Diäten meistens schon nach wenigen Wochen den Anfangserfolg zunichtemacht und ohne die typischen Nebenwirkungen, die beim herkömmlichen Fasten leider auftreten.
Die Lösung ist das sogenannte intermittierende Fasten.

Es ist auch als Intervallfasten oder Kurzzeitfasten bekannt, wir werden die

Begriffe synonym verwenden.

Mit Intervallfasten können Sie abnehmen und
Ihren Gesundheitszustand im Allgemeinen
erheblich verbessern.
Sie werden sehen, dass die Idee eigentlich
nicht neu ist und von verschiedenen Kulturen
und Religionen schon lange praktiziert wird.
Manchmal aus rein religiösen, manchmal auch
aus gesundheitlichen Gründen.

Mit diesem Buch werden wir diese Form des
Fastens wieder zurück in das öffentliche
Bewusstsein bringen. Denn das Intervallfasten
hat viel zu lange ein Schattendasein geführt,
währenddessen haben sich Millionen von
Menschen mit völlig untauglichen Diäten
herumgequält und teilweise ihre Gesundheit
ruiniert.
Intervallfasten hat das Potential, alle anderen
Diäten komplett zu ersetzen und überflüssig
zu machen. Kein Wunder, dass es lange nicht
propagiert worden ist.

Abnehmen ohne zu hungern – danach suchen
Millionen Menschen schon seit Jahrzehnten.

Dabei ist es eigentlich so einfach. Und Sie werden nicht nur abnehmen, auch Ihr Gesundheitszustand wird sich verbessern.

Intervallfasten verbessert Ihren Blutdruck, senkt die Cholesterinwerte und beugt Diabetes vor. Sie schlagen also gleich mehrere Fliegen mit einer Klappe. Was will man mehr...

1. Fasten geht auch ohne Hungern

Was ist das Fasten eigentlich?
Wenn wir fasten verringern wir freiwillig unsere
Nahrungsaufnahme über einen bestimmten,
vorher definierten Zeitabschnitt. In der
klassischen Variante des Fastens, dem
sogenannten Heilfasten verzehrt man wenig
bis gar keine Lebensmittel.

Auch Getränke mit Ausnahme von Kräutertees
und reichlich Wasser sind beim traditionellen
Heilfasten tabu. Diese „harte" Form des
Fastens ist immer zeitlich auf einen
überschaubaren Zeitraum begrenzt.
Normalerweise dauert eine derartige
Fastenperiode nicht länger als ein bis zwei
Wochen, danach kehrt man wieder zu einer
üblichen Ernährung zurück. Längere
Fastenzeiten sind unüblich.

Das intermittierende Fasten funktioniert
dagegen völlig anders. Beim intermittierenden
Fasten haben wir es nicht mit einer
durchgehenden und zeitlich begrenzten

Fastenperiode zu tun wie beim herkömmlichen Heilfasten. Stattdessen wechseln sich Perioden des Fastens mit Perioden der Nahrungsaufnahme ab.

Die Zeiträume sind dabei nach einem genauen Plan festgelegt. Ein Beispiel, um die Sache anschaulich zu machen: Zwei Tage wird normal gegessen, am dritten Tag wird gefastet. Dann wird wieder zwei Tage normal gegessen, am dritten Tag wird wieder gefastet. Und so weiter. An den Tagen, an denen gefastet wird, wird keine feste Nahrung aufgenommen, sondern lediglich Wasser getrunken.

Natürlich sind auch andere zeitliche Abfolgen denkbar, zum Beispiel einen Tag essen und einen Tag fasten im Wechsel. Wir werden uns die verschiedenen gängigen Zeitabfolgen in einem späteren Kapitel noch genauer ansehen. Es ist der ständige Wechsel zwischen normalem Essen und Fastenperioden, die diese Art des Fastens ausmachen.

Die Vorteile dieses Intervallfastens sind eigentlich klar: Wenn Sie herkömmliches Heilfasten betreiben und versuchen, 14 Tage gar nichts zu essen, kommt es vor allem am Anfang zu massiven Hungergefühlen, die dem Fastenden schwer zu schaffen machen und es erschweren, die Fastenzeit durchzuhalten. Im weiteren Verlauf kommt es häufig zu einer sogenannten Fastenkrise, in der sich das körperliche Befinden massiv verschlechtern kann. Wir lernen später noch warum.

Auch diese Nebenwirkung entfällt beim intermittierenden Fasten. Das intermittierende Fasten hat keine solchen unangenehmen Begleiterscheinungen und ist viel besser verträglich. Dabei erzielt es ebenso gute Resultate wie das herkömmliche Heilfasten.

1.1. Fasten ist ein natürlicher Vorgang.

Eigentlich ist das Intermittierende Fasten ein natürlicher Ablauf, auf den der Mensch von der Natur bestens vorbereitet worden ist. Wir sind es gewohnt, dass wir dreimal täglich essen und dass Lebensmittel zu jeder Tageszeit verfügbar sind. Wir können Lebensmittel aus aller Herren Länder zu jeder Jahreszeit im Supermarkt kaufen und wir können uns sogar Tag und Nacht Essen von Lieferdiensten nach Hause bringen lassen.

Dieser Zustand ist einmalig. Noch bis vor hundert Jahren war eine solche Versorgung mit Lebensmitteln für die meisten Menschen ein Traum und Hungersnöte eher die Regel als die Ausnahme. Dieser Zustand ist eigentlich nicht der normale, für den uns die Natur konzipiert hat.
Als der Mensch noch als Jäger und Sammler unterwegs war, wechselten sich immer Zeiten der Fülle, in denen es reichlich Wild, Beeren und Pilze gab, ab mit Zeiten, in welchen das Jagdglück ausblieb und es auch weniger anderes Essbares zu sammeln gab. Wenn Essen im Überfluss da war, wurde so viel gegessen wie nur irgendwie möglich, danach folgten oft längere Zeiten der Entbehrung.

Diese Zeiten der Entbehrung und des Fastens schaden uns nicht. Vorausgesetzt natürlich, die erzwungene Fastenzeit dauert nicht zu lange. Wenn wir mehr als 4 bis 6 Wochen keine feste Nahrung zu uns nehmen und nur Wasser trinken, wird es langsam kritisch.

Gelegentliche kürzere Fastenperioden entlasten dagegen die Verdauung und fördern unsere körperliche und geistige Widerstandsfähigkeit.

1.2. Fastentage sind gut für die Gesundheit

Zum Glück ist Hunger heute kein Problem mehr bei uns. Auch im Rest der Welt ist der prozentuale Anteil der Hungernden zurückgegangen. Stattdessen hat sich Übergewicht zu einem der größten gesundheitlichen Probleme entwickelt. Übergewicht fördert Diabetes, Herzerkrankungen, Krebs und führt letztlich zu einer verringerten Lebenserwartung und verursacht zahlreiche Erkrankungen.

Dennoch fällt es den meisten Menschen sehr schwer, ihre Esslust im Zaum zu halten und ihre Nahrungsaufnahme zu beschränken. Denn von Natur aus sind wir dazu programmiert, bei unbegrenzt verfügbarer Nahrung hemmungslos zu schlemmen, weil ja irgendwann wieder schlechtere Zeiten kommen werden. Auch die typischen Diäten führen selten zum Erfolg.

Sie werden meistens durch den Jojo-Effekt zunichtegemacht. Unser Körper verfügt nämlich über eine Reihe von ausgeklügelten Verteidigungsmaßnahmen, um seine wertvollen Fettpolster zu verteidigen.

Wie kann man fasten, ohne dabei zu hungern?
Denn der Mensch war immer vom Hunger bedroht und Hungerperioden in Form von extremen Diäten veranlassen den Körper dazu, alles zu tun, um den vorherigen Zustand wiederherzustellen. Das ist auch der Hauptgrund, warum herkömmliche Diäten

eigentlich immer scheitern. Früher oder später.

Verschiedene Studien sind dabei zu ermutigenden Ergebnissen gekommen: Es geht auch ohne Hungern. Ein ständiger Wechsel zwischen Fasten und normalem Essen hat genauso positive Auswirkungen auf den Stoffwechsel, wie klassisches Heilfasten.

Es schützt vor Herzkrankheiten und Kreislaufproblemen und Erkrankungen des Nervensystems. Intermittierendes Fasten kann die Gesundheit in vielerlei Hinsicht verbessern.

2. Warum intermittierendes Fasten funktioniert

Wie kommt es nun, dass das intermittierende Fasten tatsächlich funktioniert?
Lange haben Ärzte und Ernährungsberater geraten, viele kleine Mahlzeiten zu sich zu nehmen statt einiger weniger großer Mahlzeiten. Wir wissen heute, dass das Unsinn ist. So wie vieles andere auch, was jahrelang propagiert wurde. Wenn der Körper ständig damit beschäftigt ist, neu eintreffende Nahrung zu verdauen, kommen die Verdauungsorgane nie zur Ruhe und der Blutzuckerspiegel wird immer wieder durch neue Mahlzeiten in die Höhe getrieben. Besonders, wenn dabei noch viele „gesunde" Vollkornprodukte oder Dinge wie Frühstücksflocken verzehrt werden, die viel Getreide und Zucker enthalten.

Wenn Sie viele kleine Mahlzeiten am Tag einnehmen, ist es sehr schwer, das Gewicht zu halten.

Hat der Körper dagegen zwischen den Mahlzeiten immer einige Stunden Zeit, um die neu eintreffende Nahrung zu verwerten, dann hat der Organismus viel mehr Zeit, um den überschüssigen Blutzucker komplett abzubauen. Je geringer der Blutzuckerspiegel, desto größer die Wahrscheinlichkeit, dass der Körper damit beginnt, körpereigene Fettreserven anzugreifen und überschüssiges Fett zur Energiegewinnung abzubauen.

Wenn der Blutzuckerspiegel niedrig ist, sinkt der Bedarf an Insulin. Das schont die Bauchspeicheldrüse und verringert die Gefahr, dass womöglich eine Diabeteserkrankung entsteht. Stattdessen wird öfter überschüssiges Körperfett verbrannt.

3. Heilfasten oder Intervallfasten?

Das intermittierende Fasten und das herkömmliche Heilfasten unterscheiden sich stark voneinander. Bei beiden gibt es zwar eine Begrenzung bei der Nahrungsaufnahme. Aber während beim herkömmlichen Fasten über lange Zeit gar keine Nahrung aufgenommen wird, geht es beim intermittierenden Fasten darum, dass nur während eines genau definierten Zeitraumes gefastet wird, immer im Wechsel mit Phasen, bei denen ganz normal gegessen wird.

3.1. Fasten ohne Fastenkrisen

Wenn Sie Heilfasten betreiben, nehmen Sie über einen längeren Zeitraum gar keine feste Nahrung zu sich.
Das ist problematisch, denn dabei kommt es immer wieder zu sogenannten Fastenkrisen. Beim Heilfasten kommt es nach zwei bis fünf Tagen oft zu einer Verschlechterung des

Allgemeinbefindens.

Typische Symptome sind Müdigkeit, Kopf- und Gliederschmerzen sowie ein allgemeines Schwächegefühl. All das sind typische Anzeichen dafür, dass Sie in eine Fastenkrise geraten sind. Die Ursache liegt darin, dass der Körper beim Heilfasten nach kurzer Zeit seine Energie ausschließlich aus der Verwertung von körpereigenen Fettreserven gewinnt.

Allerdings werden dabei neben Körperfett auch Muskeln und damit Proteine für die Energiegewinnung benutzt. Bei dieser Stoffwechselumstellung werden Ketone als Abfallprodukt erzeugt. Im Fettgewebe eingelagerte Giftstoffe werden bei dessen Abbau freigesetzt. Die Giftstoffe gelangen ins Blut und müssen von Leber und Nieren ausgeschieden werden. Durch diesen Vorgang entstehen die typischen Symptome einer Fastenkrise.

Zuvor gelangen alle diese Giftstoffe zunächst ins Blut, bevor sie über Leber und Nieren ausgeschieden werden können. Dadurch entstehen die typischen Beschwerden einer Fastenkrise.

Völlig anders ist die Lage beim intermittierenden Fasten. Beim intermittierenden Fasten kommt es nicht zu den Fastenkrisen wie beim Heilfasten. Beim intermittierenden Fasten ist der Körper nicht darauf angewiesen, so aggressiv wie beim Heilfasten den gesamten Stoffwechsel auf Fettverbrennung umzustellen. Zwar wird auch beim Heilfasten ein Teil des Energiebedarfs durch Fettverbrennung gedeckt, wenn die körpereigenen Glykogenvorräte vorübergehend aufgebraucht sind, doch geht die Fettverbrennung gemäßigt und gleichmäßig vonstatten, solange in regelmäßigen Abständen immer wieder Nahrung eintrifft.

Beim intermittierenden Fasten muss der Stoffwechsel nicht die ganze Zeit im Notfallmodus laufen, weil ja in regelmäßigen Abständen gegessen wird. Der Stress für den Organismus ist deshalb wesentlich geringer.

Allerdings geht es aus diesem Grund auch etwas langsamer mit dem Gewichtsverlust als beim herkömmlichen Heilfasten.

Aber auch, wenn es mit dem intermittierenden Fasten langsamer geht, abzunehmen als mit dem Heilfasten:
Das intermittierende Fasten ermöglicht wirklich nachhaltiges Abnehmen. Denn Sie können das Intervallfasten beliebig lange fortsetzen und durch Veränderung und Anpassung der Essens- und Fastenzeiten auch an veränderte Bedingungen anpassen.

Dadurch ermöglicht das intermittierende Fasten einen wirklich anhaltenden und nachhaltigen Erfolg beim Abnehmen. Sie werden nicht dem Jojo-Effekt zum Opfer fallen und können Ihr neues Wunschgewicht dauerhaft halten.

Intermittierendes Fasten ist keine Zauberdiät, mit der Sie in kürzester Zeit alle überschüssigen Kilos verlieren, sondern es ist eher eine grundsätzliche Umstellung der Essgewohnheiten, die einen langsamen, aber steigen Erfolg beim Abnehmen hervorbringt und optimal mit anderen Maßnahmen wie zum Beispiel sportlicher Tätigkeit kombiniert werden können.

Das intermittierende Fasten kann die Basis für eine allgemeine Umstellung der täglichen Gewohnheiten hin zu einer gesunden Lebensweise sein.

4. Die Vorteile im Überblick

Intermittierendes Fasten ist eine Wohltat für den Körper und die positiven Auswirkungen erfassen fast alle Bereiche des Körpers. Es gibt kaum einen Teil des Organismus, der vom intermittierenden Fasten nicht profitiert. Sehen wir uns die wichtigsten Vorteile im Überblick an:

- Übergewicht wird abgebaut und die Fettverbrennung angekurbelt
- Der Blutdruck sinkt
- Die Cholesterinwerte gehen zurück
- Der Blutzuckerspiegel stabilisiert sich und sinkt.
- Entzündungsprozesse werden zurückgebildet.
- Nervenzellen im Gehirn regenerieren sich.

Altersbedingte Risikofaktoren werden reduziert und die Vermutung ist naheliegend, dass

diese Form der Ernährung sich positiv auf die
Lebenserwartung auswirkt.

4.1. Runter mit dem Blutzucker

Durch das Fasten sinkt der Blutzuckerspiegel
an den Fastentagen stark ab. Das entlastet
die Bauchspeicheldrüse, die so weniger
Insulin produzieren muss, um überschüssigen
Blutzucker aus dem Blutkreislauf zu entfernen.

Viele Menschen haben einen dauerhaft
erhöhten Blutzuckerspiegel, weil sie generell
zu viele Kohlenhydrate zu sich nehmen und
noch dazu den ganzen Tag irgendwelche
süßen Snacks zu sich nehmen. Das führt zu
einer ständigen Belastung der
Bauchspeicheldrüse und irgendwann auch zu
einer Insulinresistenz der Körperzellen, das
heißt, das körpereigene Insulin wirkt
irgendwann nicht mehr richtig.

Das Resultat ist am Ende Typ-2-Diabetes,
wenn die Bauchspeicheldrüse erschöpft ist
und die Insulinrezeptoren der Körperzellen

nicht mehr richtig arbeiten.

Ein hoher Blutzuckerspiegel legt außerdem die Grundlage für eine ganze Reihe von anderen chronischen Erkrankungen: Hormonstörungen

- Depressionen
- Krebs
- Akne
- chronische Entzündungen
- Rheuma

Bei all diesen Erkrankungen spielt ein zu hoher Blutzucker eine Rolle, wenn er nicht sogar eine der Hauptursachen ist. Der gesundheitliche Wert des intermittierenden Fastens durch das Senken des Blutzuckerspiegels kann darum gar nicht hoch genug eingeschätzt werden.

4.2. Der Blutdruck wird gesenkt

Eine weitere Geisel der Zivilisation ist der Bluthochdruck. Bluthochdruck ist weit verbreitet und ein wesentlicher Wegbereiter für Schlaganfall und Herzinfarkt. Man hat Versuchsreihen mit Nagetieren und anderen Spezies durchgeführt, die ziemlich eindeutige Ergebnisse geliefert haben.

Schon zu Beginn des zwanzigsten Jahrhunderts hat man bei Versuchen mit Nagern festgestellt, dass periodische Fastenintervalle dazu führten, dass Blutzucker, Blutdruck und Lebenserwartung sich positiv entwickelten.

Man kann diese Ergebnisse zwar nicht 1:1 auf den Menschen übertragen, weil es bis heute keine Forschungsergebnisse am Menschen gibt, die wirklich umfassend und systematisch durchgeführt worden wären.

Man hat allerdings stichprobenartige Untersuchungen gemacht, die den Schluss nahelegen, dass die Auswirkungen des Fastens auch beim Menschen ähnlich positive Auswirkungen haben wie im Tierversuch. Besonders positiv sind die Auswirkungen auf

Blutdruck, Blutzucker und das Herzkreislaufsystem im Allgemeinen.

4.3. Der Cholesterinspiegel sinkt

Intermittierendes Fasten wirkt sich auch auf den Cholesterinspiegel aus. Untersuchungen an Muslimen haben ergeben, dass der Cholesterinspiegel während des Ramadans deutlich sinkt.
Während des Ramadans, der muslimischen Fastenzeit, wird von Sonnenaufgang bis Sonnenuntergang keine Nahrung zu sich genommen.

Damit haben wir es hier ebenfalls mit einer Form des intermittierenden Fastens zu tun. Zwar mit einer religiös motivierten Form, was der Wirksamkeit aber keinen Abbruch tut. Hoffentlich wird es auch hier in Zukunft weiterführende Untersuchungen geben, die neue Erkenntnisse liefern.

4.4. Das Nervensystem wird geschützt

Wohl jeder fürchtet sich vor Erkrankungen wie Parkinson, Alzheimer oder Multipler Sklerose. Diese entzündlichen Erkrankungen des Nervensystems gehören zu den ganz großen Geiseln unserer Zeit und sind neben Krebs und Aids wohl die gefürchtetsten Krankheiten.

Es spricht einiges dafür, dass das intermittierende Fasten auch auf diese Krankheiten einen positiven Einfluss hat und wahrscheinlich auch eine vorbeugende Wirkung hat.

Intermittierendes Fasten senkt die Blutzucker- und Insulinwerte, und das führt dazu, dass der Körper mehr schützende Proteine und Enzyme mit antioxidativer Wirkung produzieren kann.
Durch diese größeren Mengen an schützenden Enzymen und Proteinen können alle Zellen besser mit Schadstoffen und Krankheitserregern umgehen und entzündliche Prozesse gehen zurück.

Das intermittierende Fasten bewirkt noch mehr: Es sorgt für die verstärkte Freisetzung von sogenannten neurotrophen Faktoren. Das sind Proteine, also spezielle Eiweißverbindungen, die im zentralen Nervensystem von bereits ausgereiften Nervenzellen abgegeben werden. Sie haben die Aufgabe, das Wachstum neuer Nervenzellen zu regeln.

Sie sorgen auch dafür, dass kranke oder beschädigte Nervenzellen ausgemustert werden. Neurotrophe Faktoren überwachen und reparieren unsere Nervenzellen – und das intermittierende Fasten sorgt dafür, dass mehr von ihnen bereitgestellt werden und die Reparaturvorgänge somit effizienter und wirkungsvoller ablaufen.

Die Auswirkungen dieser Vorgänge sind enorm: Der Alterungsprozess von Gehirn und Nerven wird verlangsamt, Nervenzellen regenerieren sich wieder und Entzündungen gehen zurück.

4.5. Bessere Verdauung und stärkeres Immunsystem

Leider sind viele Menschen auch zwischen den Mahlzeiten ständig dabei, irgendwelche Snacks und Süßigkeiten zu essen. Dadurch werden die Verdauungsorgane und vor allem die geplagte Bauchspeicheldrüse ständig belastet. Durch das intermittierende Fasten kommen die Verdauungsorgane einmal für einige Stunden zur Ruhe und werden entlastet.

Dadurch bekommen die Verdauungsorgane eine Atempause, können sich erholen und Rückstände vollständig ausscheiden. Nach der Fastenphase können Magen und Darm dann mit neuer Energie ans Werk gehen. Auch das Immunsystem profitiert von der besseren Verwertung der Nährstoffe und der besseren Darmgesundheit.

4.6. Mehr Muskeln, weniger Fett.

Wenn Sie Intervallfasten betreiben, dann führt
das dazu, dass der Körper sogenannte
Wohlfühl- und Wachstumshormone
ausschüttet. Mehr Wachstumshormone
erleichtern den Aufbau von Muskeln und
fördern die Fettverbrennung.
Und die Wohlfühlhormone sorgen dafür, dass
sich auch die Stimmung verbessert.

4.7. Mehr Flexibilität, geringere Kosten und bessere Kalorienbilanz

Viele Diäten und das konventionelle Heilfasten
lassen sich nur schwer im Alltag umsetzen.
Beim intermittierenden Fasten ist das anders.
Sie können problemlos ihre Fastenzeiten und
Essenszeiten an Ihren Tagesrhythmus
anpassen.
Sie sind dadurch viel flexibler im Alltag und
haben nicht das Problem, dass zum Beispiel
die Esszeiten und Fastenzeiten nicht zu Ihren

Arbeitszeiten und zu Ihrem Tagesablauf
passen.

Sie sparen Kalorien und werden ungesunde
Pfunde los. Und es ist so leicht, zum Beispiel
während der Arbeitszeit ungesundem
Kantinenessen aus dem Weg zu gehen.
Legen Sie Ihre Fastenzeiten so, dass Sie zu
Hause essen können, und Sie brauchen sich
nicht mehr den Kopf darüber zu zerbrechen,
was Sie in der Kantine essen können.

4.8. Psychologische Vorteile

Erfolgreiches Abnehmen hat immer auch eine
psychologische Komponente. Viele
herkömmliche Diäten muten der menschlichen
Psyche einiges zu. Sie können nicht essen,
was Sie wollen. Sie können nur kleine Mengen
essen, Sie werden in eine Zwangsjacke aus
Regeln gepresst, die Ihrer Natur nicht
entspricht. Dadurch verursachen die meisten
Diäten ein ständiges Gefühl der Missstimmung
und des Unbehagens.

Es ist sicherlich kein Zufall, dass viele
Menschen, die eine der typischen einseitigen
Diäten durchführen, währenddessen ziemlich
ungenießbar sind und schlechte Laune haben.
Das intermittierende Fasten bietet hier
ungeheure Vorteile. Sie können weiterhin das
essen, was Ihnen schmeckt und müssen nicht
ihre Ernährung auf Dinge wie Brokkoli,
Kopfsalat oder Spinat umstellen.

Eine andere wichtige Komponente: Sie
können sich satt essen. Vielen Menschen fällt
es schwer, sich beim Essen zu zügeln und
aufzuhören, noch lange bevor sich ein
Sättigungsgefühl einstellt, wie es bei den
meisten herkömmlichen Diäten der Fall ist.
Beim intermittierenden Fasten können Sie an
den Essenstagen essen, soviel Sie möchte.
(natürlich sollen sie jetzt nicht hemmungslose
Völlerei betreiben, aber Sie dürfen sich
durchaus satt essen)

Es gibt auch keine Einschränkung bei der
Auswahl der Lebensmittel, auch das ist in
psychologischer Hinsicht ein enormer Vorteil
beim intermittierenden Fasten. Für viele

Menschen ist es einfacher, eine ganze Mahlzeit komplett auszulassen oder einen Tag gar nichts zu essen, als sich bei den Mahlzeiten zu bremsen. Und an den Fastentagen erleichtert die Aussicht auf eine leckere Mahlzeit am nächsten Tag das Durchhalten der Fastenzeit.

Der Abnehmerfolg beim intermittierenden Fasten ist praktisch garantiert und lässt sich kaum vermeiden.
Wenn Sie zum Beispiel jeden zweiten oder dritten Tag fasten, dann senkt das die aufgenommenen Kalorien so weit, dass sie gar keine andere Wahl haben, als abzunehmen, selbst wenn Sie an den Essenstagen genauso viel oder sogar etwas mehr essen als zuvor.

5. Mehr Energie im Alltag durch intermittierendes Fasten

Intermittierendes Fasten hat den großen Vorteil, dass es sich regulierend auf den Blutzuckerspiegel auswirkt. Das ständige Auf und Ab des Blutzuckers, wie wir es bei vielen Menschen aus dem Alltag kennen, sorgt für immer wiederkehrende Heißhunger-Attacken und periodisch auftretende Müdigkeit, wenn der Blutzuckerspiegel einige Zeit nach einem kleinen Snack wieder rapide abfällt.

Der typische Zyklus sieht folgendermaßen aus:
Es wird ein stark kohlehydratreiches Frühstück mit Kaffee zu sich genommen. Es kommt vorübergehend zu einem starken Anstieg des Blutzuckerspiegels. Allerdings hält dieser Zustand nicht lange vor. Der Körper schüttet reichlich Insulin aus, um die aufgenommenen Kohlehydrate verarbeiten zu können. Der Blutzuckerspiegel fällt rapide ab.

Die Folge: Müdigkeit breitet sich aus und es

entsteht erneut ein Hungergefühl. Dem wird dann meistens mit einem weiteren, oftmals gesüßten Kaffee und einem Snack begegnet. Sei es ein Schoko- oder Müsliriegel oder ein belegtes Brötchen.

Das Resultat: Es kommt wieder zu einem kurzzeitigen Anstieg des Blutzuckerspiegels, der wieder nach kurzer Zeit von Müdigkeit gefolgt wird.

Mittags werden meist zu schwere und kalorienreiche Mahlzeiten in der Kantine gegessen. Viele Menschen fühlen sich noch eine ganze Stunde nach der Mittagspause müde und wenig leistungsfähig. Man spricht hier nicht umsonst von der sogenannte „Fressnarkose".

Beim intermittierenden Fasten werden diese ungesunden Zyklen durchbrochen und der Körper hat Zeit und Gelegenheit, den Blutzuckerspiegel auf einem gesunden Level zu stabilisieren. Wenn Sie zusätzlich noch an Ihren Nicht-Fastentagen darauf achten, keine allzu kohlehydratreichen Mahlzeiten einzunehmen und den Zuckerverbrauch zu reduzieren, können Sie diesen positiven Effekt verstärken.

Sie werden sich im Alltag allgemein fitter und leistungsfähiger fühlen als zuvor.
Intermittierendes Fasten erhöht die Leistungsfähigkeit, in dem ungesunde Blutzuckerschwankungen vermieden werden.
Das macht sich in gesteigerter Leistungsfähigkeit im Berufs und Privatleben bemerkbar.
Sie sind wacher, aufnahmefähiger und haben mehr Ausdauer.

Intermittierendes Fasten umfasst eigentlich jede Form von zeitlich begrenztem, periodischen Fasten.

Wir wollen uns hier einmal die wichtigsten Formen ansehen.
Denn die zeitliche Abfolge von Essphasen und Fastenzeiten kann sehr unterschiedlich ausgestaltet werden. Wir wollen uns dabei auf die Methoden konzentrieren, die in gesundheitlicher Hinsicht das beste Ergebnis versprechen.

- Das 4-Stunden-Schema
- 3 Mahlzeiten am Tag
- Ein Fastentag pro Woche
- **Ein Tag fasten, ein Tag essen (empfohlen)**
- Intermittierendes Fasten 5 zu 2
- Dinner Cancelling (einfach umzusetzen)
- Breakfast Skipping (einfach umzusetzen)

- Nulldiät (Nicht empfehlenswert)

Schauen wir uns die einzelnen Varianten genauer an

6.1. Die 4-Stunden-Regel

Eine sehr einfache und extrem leichte Variante des intermittieren Fastens. Man darf nur alle 4 Stunden eine Mahlzeit zu sich nehmen und nimmt dazwischen nichts zu sich. Man kann sich dabei auf drei Mahlzeiten am Tag begrenzen, muss dies aber nicht.

Diese Methode hat den Vorteil, dass sie sehr leicht durchzuhalten ist. Binnen 4 Stunden kommen bei den wenigsten Menschen unerträgliche Hungergefühle auf und falls doch, lassen sich diese leicht mit einem Glas Wasser oder Tee beruhigen.

Diese Variante des Fastens wird auch am wenigsten als Fasten empfunden. Trotzdem bietet sie gesundheitliche Vorteile, ganz besonders wenn Sie zugleich mit einer Low-Carb-Ernährung kombiniert wird, was aber keine Bedingung für die erfolgreiche Anwendung ist.

6.2. Drei Mahlzeiten am Tag

Im Grunde ein Klassiker: Wenn man es sich ganz einfach machen will, dann beschränkt man sich auf genau drei Mahlzeiten am Tag. Damit können Sie auf bis zu 6 Stunden Pause bei der Nahrungsaufnahme zwischen den Gerichten kommen.

Es ist absolut essentiell, dass zwischen den Mahlzeiten nichts gegessen wird, auch keine Snacks in Form von Obst oder Salat. Die meisten Menschen nehmen zu, weil Sie ständig zwischendurch am Essen sind. Die konsequente Begrenzung auf drei Mahlzeiten reicht meistens schon, um langfristig einen Gewichtsverlust einzuleiten.

Zwischen den Mahlzeiten dürfen keine kalorienreichen Getränke wie Säfte, Bier oder

Limonaden getrunken werden. Achten Sie darauf, wirklich nur Wasser zu trinken.

6.3. Ein Fastentag pro Woche

Dies ist eine eher milde Variante des intermittierenden Fastens. Man legt lediglich einen einzigen Fastentag pro Woche ein und isst ansonsten normal. Es ist klar, dass man dabei keine spektakulären Gewichtsabnahmen zu erwarten ab. Aber wenn es nur darum geht das Gewicht zu halten und dem Körper mal eine Pause zu gönnen, kann auch diese Fastenvariante durchaus sinnvoll sein.

Kombiniert mit ein bisschen Sport kann man sogar ein wenig dabei abnehmen. 1/7 weniger Kalorien macht sich auch irgendwann auf der Waage bemerkbar. Dafür ist ein einzelner Fastentag pro Woche auch nicht allzu schwer durchzuhalten.

Man sollte sich aber an den restlichen sechs Tagen ein wenig beim Essen kontrollieren.

Wer einen Tag fastet und die anderen sechs Tage isst wie einen Scheunendrescher, nimmt unter Umständen sogar zu.

6.4. Einen Tag Fasten, einen Tag essen

Einen Tag essen, einen Tag fasten – diese Fastenmethode ist eine der besten und wirkungsvollsten Zeiteinteilungen, wenn Sie zügig Gewicht verlieren wollen. Sie sparen 50 % der Kalorien und können an den Essenstagen trotzdem essen, so viel Sie wollen. Ein zügiger Gewichtsverlust ist mit dieser Methode vorprogrammiert. Dieses Zeitschema ist auch leicht einzuhalten.

Entweder es ist Fastentag oder es ist Essenstag, dazwischen gibt es nichts. Wenn Sie mit dem intermittierenden Fasten zügig Ergebnisse erzielen wollen und wenn Sie die Willenskraft haben, um jeden zweiten Tag zu fasten, ist dieses Schema die ideale Lösung für Sie. Von allen Zeiteinteilungen ist dies die, mit der Sie am meisten Kalorien einsparen und wahrscheinlich am schnellsten Erfolge erzielen werden.

6.5. Intermittierendes Fasten 5 zu 2

Dieses System ist ideal für alle, die während der Arbeitswoche nicht gerne fasten wollen und ihre Fastenzeit lieber auf das Wochenende verlegen.
Sie können 5 Tage normal essen, dann wird zwei Tage gefastet. Es ist klar, dass die Gewichtsabnahme bei dieser Fastenvariante nicht ganz so groß ist wie bei der 1:1-Variante. Aber auch das 5:2-Fasten erfüllt durchaus seinen Zweck.

Es geht mit dem Abnehmen allerdings etwas langsamer und man braucht ein wenig mehr Geduld.
Dafür ist das System ideal für alle, die einen stressigen Beruf haben und während der

Arbeitswoche zu sehr gefordert sind, um zu fasten.

6.6. Dinner Cancelling

„Dinner Cancelling" - ein großes Wort für eine ganz einfache Sache. Verzichten Sie aufs Abendessen. Die letzte Mahlzeit des Tages ist das Mittagessen, danach gibt es nur noch Wasser oder Kräutertee bis zum nächsten Morgen. Dann können Sie ein großes Frühstück zu sich nehmen.

Gerne auch mit Speck und Rührei und allem Drum und Dran.
Der Vorteil des Dinner Cancelling:
Sie müssen nicht einen ganzen Tag auf Nahrung verzichten und haben jeden Tag immerhin zwei normale Mahlzeiten. Die Fastenzeit bis zum nächsten Morgen ist aber so lang, dass der Blutzucker tüchtig runtergeht und der Körper über Nacht auch Fettreserven abbaut. Wenn Sie das Frühstück und Mittag nicht übertrieben üppig ausfallen lassen, sparen Sie 1/3 bis ¼ der Kalorien ein.

Und das wird sich in jedem Fall auch auf der Waage bemerkbar machen. Dinner Cancelling ist damit ein einfacher Weg um abzunehmen, ohne ganze Tage durchgehend fasten zu müssen.

Was macht man aber, wenn man jetzt zu den Zeitgenossen gehört, die Morgenmuffel sind und morgens keinen Appetit haben? Es gibt ja Menschen, die gegen Abend erst richtig wach werden. Dafür könnte das Gegenstück zum Dinner Cancelling die perfekte Lösung bieten.

6.7. Breakfast Skipping

Wer zu den Morgenmuffeln gehört, morgens sowieso keinen Hunger hat und erst mal geraume Zeit braucht, um überhaupt in Gang zu kommen, wird vielleicht mit dem Breakfast Skipping besser zurechtkommen, als mit dem Dinner Cancelling.
Sie werden es wahrscheinlich schon erraten haben:
Beim Breakfast Skipping lassen Sie statt des Abendessens eben das Frühstück weg. Das

Mittagessen ist dann die erste Mahlzeit des Tages.

So kommen Sie auf eine ähnlich lange Fastenperiode wie beim Diner Cancelling und auch die Kalorienersparnis ist ähnlich. Sie starten in den Tag mit einem ausgeglichenen Blutzuckerspiegel und gegen Mittag, wenn sich langsam der erste echte Hunger einstellt, wartet eine leckere Mahlzeit.
Dazu noch ein Abendessen – nicht zu üppig vor dem schlafen gehen – und der neue Tag kann kommen. Morgens gibt's dann nur eine Tasse schwarzen Kaffee. Die Kalorienersparnis ist etwa ebenso groß wie beim Diner Cancelling.

6.8. Nulldiät

Es gibt eine Fastenmethode, die auf keinen Fall empfohlen werden kann, schon gar nicht über einen längeren Zeitraum. Bitte verfallen Sie nicht in den Irrglauben, wenn intermittierendes Fasten schon so gut wirkt und so positive Auswirkungen hat, dann

müsste eine Nulldiät ja noch wirkungsvoller
sein. Das ist zwar ein naheliegender Einfall,
aber das funktioniert nicht. Gerade das
Unterbrechen des Fastens und der Wechsel
von Essen und Fasten ist wesentlich für den
Erfolg des intermittierenden Fastens.

Die Nulldiät ist ein Irrweg. Dem Körper wird
dadurch eine extreme Notsituation, eine
Hungersnot vorgetäuscht. Der Körper versucht
seine Fettreserven zu retten, fährt den
Energieverbrauch auf ein Minimum herunter
und beginnt neben Fett, auch die
Eiweißvorräte des Körpers abzubauen. Das
Allgemeinbefinden verschlechtert sich, man
fühlt sich schlapp und energielos. Am Ende
der Fastenzeit versucht der Körper dann so
schnell wie möglich das verlorene Fettgewebe
wieder zu ersetzen und es kommt zum
berüchtigten Jojo-Effekt. Einige Wochen nach
der Null-Diät sind die meisten Menschen
dicker als zuvor.
Darum: Keine Null-Diäten. Die funktionieren
nicht langfristig, sondern nur vorübergehend
und sind gesundheitlich bedenklich.

Damit das intermittierende Fasten für Sie ein voller Erfolg wird, haben wir Ihnen einige Tipps und Ratschläge zusammengestellt, die Ihnen dabei helfen werden, den richtigen Einstieg zu finden. Die nachfolgend aufgeführten Ratschläge werden Ihnen gute Dienste leisten, wenn Sie sie beherzigen.

7.1. Im Zweifel den Arzt fragen

Sind Sie Diabetiker, haben Sie Herzprobleme, leiden Sie unter Bluthochdruck, haben Sie Nieren- oder Leberprobleme? Fragen Sie in diesem Fall bitte zunächst Ihren Hausarzt bevor Sie beginnen, zu fasten.

Das intermittierende Fasten ist zwar in der Regel gesundheitlich unbedenklich, wenn Sie jedoch unter chronischen Stoffwechselerkrankungen leiden, sollten Sie sich aber besser rückversichern. Holen Sie bitte ärztlichen Rat ein, um jedes Risiko auszuschließen.

7.2. Probieren Sie es mal mit Low Carb.

Wenn Sie regelmäßig große Mengen an Nahrungsmitteln zu sich nehmen, die große Mengen an Kohlehydraten enthalten, wie z.B. Nudeln, Brot, Kartoffeln, Pommes frites, Reis, Schokolade, Kuchen oder andere Süßigkeiten, dann werden Sie wahrscheinlich weniger erfolgreich mit dem intermittierenden Fasten sein. Denn bei so einer Ernährungsweise kommt es zu regelmäßigen und starken Schwankungen des Blutzuckerspiegels.

Das sorgt für eine erhöhte Insulinausschüttung und verhindert die Verbrennung von körpereigenem Fett.

Eine Low-Carb-Ernährung kann helfen, bessere Ergebnisse zu erzielen, Dazu nehmen Sie nur Lebensmittel zu sich, die möglichst wenig Schwankungen des Blutzuckerspiegels verursachen. Vor allem weniger Zucker und weniger Stärke wie Weizenmehl und Nudeln.

Das ist aber nur eine Option. Das intermittierende Fasten funktioniert auch, wenn Sie sich an Ihren Essenstagen völlig normal ernähren.

7.3. Viel Wasser trinken

Wasser ist die Quelle allen Lebens. Die meisten Menschen trinken nicht genug. Umso wichtiger ist es, dass Sie beim intermittierenden Fasten wirklich jeden Tag genug trinken. Das Wasser hilft dabei, Giftstoffe und Abbauprodukte aus dem Körper zu befördern. Wenn Sie fasten, ist es noch wichtiger, genug zu trinken, als das ohnehin schon der Fall ist.
Außerdem hilft es bei akutem Hunger immer, wenn Sie ein Glas Wasser trinken. Der Magen beruhigt sich, weil er erst mal etwas zu tun hat

und Sie fühlen sich gleich besser. Sie können ruhig 2-3 Liter Wasser trinken. Auch Kräutertee und schwarzer oder grüner Tee und Kaffee sind in Maßen erlaubt. Trinken Sie aber nicht zu viel Wasser auf einmal. Nehmen Sie das Wasser über den Tag verteilt zu sich.

Ein Glas Wasser pro Stunde ist vollkommen ausreichend. Dass Kaffee den Körper austrocknet und ihm Wasser entzieht, ist Unsinn. Das Koffein wirkt zwar etwas harntreibend, unterm Strich kommt es aber zu keinem Flüssigkeitsverlust durch das Trinken von Kaffee.

Sie dürfen Tee und Kaffee aber auf keinen Fall mit Milch oder Zucker trinken. Jedenfalls nicht während der Fastenzeiten. Weil dann fällt beides nicht mehr unter „Wasser" sondern unter „Nahrung".

Nicht erlaubt sind natürlich Fruchtsäfte, Alkohol oder gesüßte Softdrinks während der Fastenzeit. Von Softdrinks die mit Süßstoffen gesüßt sind, sollten Sie auch lieber die Finger lasse. Süßstoffe können appetitanregend wirken und irritieren wahrscheinlich auch den Zuckerstoffwechsel. Jedenfalls werden die kalorienfreien Süßstoffe Schweinefutter als Hilfsstoff zugesetzt, damit die Tiere mehr fressen.

Das sollte uns zu denken geben. Lieber mal eine richtige Cola mit Zucker und dann am Fastentag nur Wasser trinken, als einen Cocktail aus chemischen Süßstoffen, von denen man nicht genau weiß, was sie bewirken.

7.4. Essen Sie mit Genuss!

Es geht beim intermittierenden Fasten nicht darum, sich zu quälen. Essen Sie mit Genuss. Genießen Sie jede Mahlzeit. Essen Sie gründlich und kauen Sie Ihre Mahlzeiten sorgfältig. Genießen Sie den Geruch und Geschmack und essen Sie nur die Dinge, die Sie wirklich mögen.

Die meisten herkömmlichen Diäten scheitern daran, dass Sie gezwungen sind, Dinge zu essen die Sie nicht mögen. Beim

intermittierenden Fasten sollen Sie Ihre
Essensphasen genießen und sich satt essen.
Sie brauchen sich nicht zu quälen, der Erfolg
wird sich trotzdem einstellen. Also guten
Appetit!

7.5. Fasten mit Maß und Ziel.

Man kann alles übertreiben, auch das Fasten.
Halten Sie sich darum immer strikt an Ihren
Fastenplan und fasten Sie nicht über Ihren
Plan hinaus. Und kommen Sie auf keinen Fall
auf die Idee, eine Null-Diät zu beginnen.
Folgende Tipps werden Ihnen dabei helfen,
das Fasten mit Maß und Ziel zu betreiben und
Ihr Ziel sicher und ohne Risiko zu erreichen:

- Suchen Sie sich zum Einstieg in das
  intermittierende Fasten einen Tag aus,
  an dem Sie viel Zeit und wenig Stress
  haben. Das erleichtert den Start und
  reduziert die Belastung zu Beginn.

- Vermeiden Sie intensiven Sport an den
  Tagen, an denen Sie fasten, besonders
  zu Beginn. Ihr Körper muss sich an

diese Umstellung erst einmal gewöhnen.

- Wenn eine Fastenphase endet, essen Sie genauso weiter wie zuvor. Fangen Sie nicht an, während der Essensphasen plötzlich mehr zu essen als zuvor. Sie sollen ja die ausgelassenen Mahlzeiten während der Fastenphasen nicht während der Essensphasen wieder aufholen.

- Wenn Sie nach der Fastenphase zum ersten Mal wieder etwas essen, sollten Sie sich einen kleinen Verdauungsspaziergang gönnen. Zwischen zwanzig und dreißig Minuten Bewegung reichen schon.

Liebe Leserin, lieber Leser!

Jetzt möchten wir uns bei Ihnen für Ihr Vertrauen bedanken. Wir hoffen, dass Sie zahlreiche Informationen, Tipps und Erkenntnisse aus diesem Buch gewinnen konnten.

Unser vorrangiges Ziel mit diesem Buch war es, Ihnen einen guten Überblick über die Intervall-Fastenkur bzw. das intermittierende Fasten zu verschaffen.
Gesundheitliche Aspekte und der Wohlfühlfaktor sind aus unserer Sicht die relevantesten Meilensteine, wenn es darum geht, nachhaltig und schnell abzunehmen.

Ausserdem sollte man über den Jo Jo-Effekt nachdenken. Der hauptsächliche Grund für diese unangenehme Nebenerscheinung ist, dass nach einer Diät oder einer Fastenkur die alten Muster einfach wieder übernommen werden.

Fasten, Diäten und abnehmen generell sind dann erfolgreich und nachhaltig, wenn man eine Veränderung durchmacht.

Aus diesem Grund macht es durchaus Sinn, seine Essgewohnheiten zu überdenken und statt Pommes und Cola schonmal Äpfel und Wasser in den Einkaufswagen zu legen.
In diesem Sinne wünschen wir Ihnen viel Erfolg beim Abnehmen! Bleiben Sie gesund und haben Sie eine gute Zeit!

Ihr *Markus Steigenberger*

Haftungsausschluss

„Die Verwendung der Informationen in diesem Buch und die Umsetzung derselben erfolgt ausdrücklich auf eigenes Risiko. Der Autor kann für etwaige Unfälle und Schäden jeder Art, die sich bei der Zubereitung der Speisen ergeben, aus keinerlei Rechtsgrund die Haftung übernehmen. Haftungsansprüche gegen den Autor für Schäden jeglicher Art, die durch die Nutzung der Informationen in diesem Buch bzw. durch die Nutzung fehlerhafter und/oder unvollständiger Informationen verursacht wurden, sind ausgeschlossen. Folglich sind auch Rechts-und Schadenersatzansprüche ausgeschlossen. Der Inhalt dieses Werkes wurde mit größter Sorgfalt erstellt und überprüft. Der Autor übernimmt keine Gewähr und Haftung für die Aktualität, Korrektheit, Vollständigkeit und Qualität der bereitgestellten Informationen. Druckfehler können nicht vollständig ausgeschlossen werden. Weiterhin beruht der Inhalt dieses Werkes auf persönlichen Erfahrungen und Meinungen des Autors. Der Inhalt darf nicht mit medizinischer Hilfe verwechselt werden."

Impressum

© Autor Markus Steigenberger 2018
1. Auflage
Alle Rechte vorbehalten.
Nachdruck, auch auszugsweise, verboten.
Kein Teil dieses Werkes darf ohne schriftlich Genehmigung des Autors in
irgendeiner Form reproduziert, vervielfältigt oder verbreitet werden.
Kontakt: Philipp Schartner, Zaglausiedlung 24,
5600 St. Johann im Pongau
Covergestaltung: Markus Steigenberger
Coverfoto: fiverr.com